01

Beckenschlinge

Lead	Team	Laie

- **Check:** Penis, Pocket, Puls
- Innenrotation der Beine
- Mittelfinger positionieren auf Höhe Trochanter major
- Einsatzbereitschaft der Beckenschlinge herstellen
- Patienten minimal anheben
- Beckenschlinge positionieren
- Becken stabilisieren
- Beckenschlinge fixieren (gemäß Herstellerangabe)
- **Check:** Penis, Pocket, Puls

02

Chirurgischer Atemweg
Vorbereitung

Lead	Team	Laie

Skalpell
Spekulum oder Magillzange
Gänsegurgel
Gleitgel
Blockerspritze 10 ml
Führungsstab / Bougie
Saugkompressen
Fixierung
Absaugung mit Katheter
Beatmungsbeutel mit Maske
Trachealkanüle / Endotrachealtubus Ø 5,0 – 6,0 mm Probeblocken und Auftragen von Gleitgel

Vorbereitung Tubus bei fehlender Trachealkanüle:

- Konnektor abziehen
- Tubus mit Schere bis 1 cm oberhalb der Cuffleitung kürzen
- Konnektor wieder anbringen

03

CO-Intoxikation

Lead	Team	Laie

Alarm CO-Warner
▶ Checkbox **04**

Eigensicherung!

Feuerwehr / SpCO-Gerät nachfordern

Sauerstoffgabe (High Flow)

Symptomatische Therapie

Vorbereitung Intubation bei bewusstseinsgestörten Patienten

Druckkammertherapie anstreben bei:
- Schwangerschaft
- neurologischen Defiziten
- Bewusstlosigkeit

Zielklinik
symptomatisch mind. Überwachungsbett, ggf. Intensivbett oder Verbrennungszentrum

04

CO-Warner

Alarm CO-Warner*
≥ 60 ppm: Voralarm: – Lagemeldung an ILS (Fw-Alarm) – Lüftungsmaßnahmen ergreifen – Patientenversorgung fortsetzen
≥ 200 ppm: Gefährdungsalarm: – Lagemeldung an ILS (Fw-Alarm) – wenn möglich: Patienten unverzüglich aus Gefahrenbereich retten – Gefahrenbereich verlassen – **Messwertentwicklung beachten**
≥ 500 ppm: SOFORT Rückzug – Gefahrenbereich nicht betreten – Lagemeldung an ILS (Fw-Alarm) – Patientenrettung durch Feuerwehr

* Grenzwerte laut Innenministerium Bayern; beachte regional abweichende Grenzwerte.

05

Geburt – Entscheidung

Lead	Team	Laie

Eintreffen

Mutterpass holen lassen

Wehenabstand auszählen

Modifiziertes ABCDE

Kurze Inspektion der Vulva

Mutterpass:
Lage, SSW, Besonderheiten, Kopf im tiefen Becken?

Fruchtwasserabgang / vaginale Blutung?

"10 für 10" Entscheidung: Transport JA / NEIN?

Nachforderung Notarzt / Kinderteam
2. RTW nach lokalem Protokoll

Transport ▼

Weiter bei 06

Geburt vor Ort ▼

Weiter bei 07

Geburt – Transport

Lead	Team	Laie

Transport zum RTW?

Korrekte Lagerung

Voranmeldung Klinik

Position Fahrtrage optimieren

Bei kritischem Zustand i.v. Zugang

Ggf. Versorgungsplatz vorbereiten

Zielklinik – Perinatalzentrum
- < 29 SSW: Level 1
- ≥ 29 SSW: Level 2
- ≥ 32 SSW: Schwerpunkt
- ≥ 36 SSW: Geburtsklinik

Wehenhemmung:

Fenoterol (Partusisten® intrapartal)

Verdünnung:	1 ml auf 5 ml Trägerlösung
Dosierung:	Bolus 2 ml / min (10 µg / min), max. 5 ml nach Wirkung 0,5 – 3 µg / min
Trägerlösung:	nur NaCl, G 5%, Ringer, Ringer-Laktat

Geburt vor Ort

Lead | Team | Laie

Abnabelungsset holen

i.v. Zugang legen

Dammschutz

Handtücher wärmen lassen / Wärmequelle

Versorgungsplatz vorbereiten:
- Orosauger
- Beatmungsbeutel mit Maske
- PEEP-Ventil (6 – 8 mbar)
- Sauerstoff
- EKG / Kinder-SpO_2 und -RR
- visuelle Merkhilfe / Notfallband
- i.o. Bohrer mit Zugangsset

Unterstützung der Gebärenden

Bei Geburt Zeit notieren

Oxytocin
Nachgeburtsperiode:
atonische Blutung / Prophylaxe 5 – 6 I.E.
langsam i.v. als Infusion

Tranexamsäure
Erwachsene 1 – 2 g langsame Gabe

08 Geburt – Neugeborenen-CPR

Lead	Team	Laie

Muskeltonus, Atmung, Herzfrequenz

Ausstreichen der Nabelschnur / Abnabelung

SpO_2, EKG

bei Schnappatmung / Apnoe / HF < 100:
5× Initialbeatmung mit PEEP 6 – 8 mbar

Neubeurteilung

bei Schnappatmung / Apnoe / HF < 100:
5× Initialbeatmung mit PEEP 6 – 8 mbar

Thorax hebt und senkt sich nicht
→ Modifizieren der Beatmung

Neubeurteilung

HF < 60 ▼	HF > 60 ▼
Weiter bei 09	Weiter bei 10

09 Geburt – Neugeborenen-CPR

Herzfrequenz < 60:

Lead | Team | Laie

- Thoraxkompression **und** Beatmung 3 : 1
- Nach 30 sec **immer Neubeurteilung**
- i. v. / i. o. Zugang vorbereiten
  KEINE Druckinfusion i. o.
- Adrenalin 0,1 mg / ml vorbereiten
- Thoraxkompression **und** Beatmung 3 : 1
- i. v. / i. o. Zugang
- Adrenalin 0,01 mg / kg KG
- Bei Verdacht auf Volumenmangel:
  Volumensubstitution 10 – 20 ml / kg KG
- Wärmeerhalt

10 Geburt – Neugeborenen-CPR

Herzfrequenz > 60:

Lead	Team	Laie

Beatmung bis HF > 100 und normale Atmung vorhanden
Nach 30 sec **immer Neubeurteilung**
Wärmeerhalt
Versorgung Mutter

11

Intramuskuläre Injektion

Lead	Team	Laie

Medikament mit **i. m. Nadel** vorbereiten

Patienten aufklären

Entkleiden der Injektionsstelle

Desinfektion
Abwischen
Desinfektion EINWIRKZEIT!

Detektieren der Injektionsstelle

Senkrecht in den Muskel bis kurz vor Schaft stechen

Aspirieren ≥ 5 sec

Wenn kein Blut, Medikament applizieren

Ggf. Einstichstelle versorgen

Seitlicher Oberschenkel beide Hände gespreizt, ein kleiner Finger Trochanter major, ein kleiner Finger Patella, Punktionsort oberhalb der Daumenspitzen

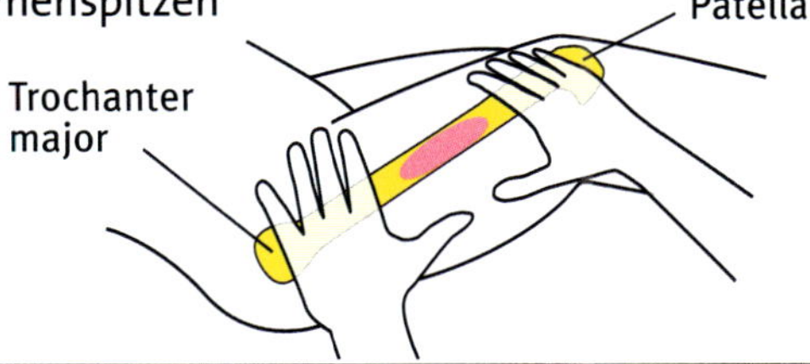

12 Intranasale Applikation

	Lead	Team	Laie
Medikament mit **Luer-Lock-Spritze** vorbereiten			
Patienten aufklären			
Nasenloch mittels MAD® komplett verschließen			
Medikament unter hohem Druck und schnell applizieren			
max. 1 ml je Nasenloch			

Repetitionsgabe erst nach "wenigen Minuten"

Intraossärer Zugang
Vorbereitung

Lead	Team	Laie

Vorbereitung:

Punktionsstelle detektieren	
Desinfektion Abwischen Desinfektion EINWIRKZEIT!	
Kanüle wählen	
Fixierungspflaster	
Kanülenabwurf	
10-ml-Luer-Lock-Spritze mit 10 ml NaCL	
Schmerzsensitiver Patient: Lidocain 2 % in 5-ml-Luer-Lock-Spritze	
Luer-Lock-Spritze mit Anschlussleitung entlüften	
Erwachsener: Druckinfusion mit 3-Wege-Hahn entlüften	**Kind:** Perfusorspritze mit 50 ml VEL, Perfusorleitung und 3-Wege-Hahn entlüften

▶ Durchführung und Punktionsorte siehe 14

Intraossärer Zugang
Durchführung, Punktionsorte

Lead	Team	Laie

Durchführung:

Kanüle durch Haut bis auf Knochen stechen
Sichtkontrolle, ob letzte Markierung zu sehen ist; → falls nicht, nächstgrößere Kanüle
Bohrung bis Widerstandsverlust
Stilett aus Kanüle drehen (Sichtkontrolle Knochenmark)
Pflaster über Kanüle (noch nicht kleben!)
Anschlussleitung konnektieren (Lidocain oder VEL)
Pflaster festkleben
Schmerzsensitiver Patient: 2 ml 2 % Lidocain über 2 Minuten
Markraum mit 10 ml NaCl flushen

Infusion anschließen und
Anlagezeit dokumentieren

Punktionsorte:			
	≤ 6 Jahre	> 6 Jahre	Erwachsener
1. Wahl	proximale Tibia		
2. Wahl	distale Tibia		
3. Wahl	distaler Femur		proximaler Humerus

15 Intravenöser Zugang

Lead	Team	Laie

Infusion, Medikament vorbereiten
Patienten aufklären
Entkleiden der Punktionsstelle
Stauung anlegen
Punktionsstelle detektieren
Desinfektion Abwischen Desinfektion EINWIRKZEIT!
Haut straffziehen
Vene punktieren
Bei Blut in Verschlusskappe PVK vorschieben, dabei Stahlmandrin zurückziehen
PVK fixieren
Stauung öffnen
Anschluss Infusion / Verschlussstopfen
Kanülenabwurf

Kinder-CPR

Lead Team Laie

Muskeltonus, Atmung, Herzfrequenz

Beatmungsbeutel, Maske, Absaugung vorbereiten

Bei Schnappatmung / Apnoe: 5× Beatmung

Visuelle Merkhilfe / Notfallband anlegen

Neubeurteilung

Thoraxkompressionen 15 : 2

Beatmung 15 : 2

Anlage Defibrillationspatches

Rhythmusanalyse **alle 2 Minuten**

Thoraxkompressionen 15 : 2
Wechsel alle 2 Minuten

Beatmung 15 : 2

Angehörige in Thoraxkompression einweisen

i.v. / i.o. Zugang nach Priorität

Atemwegsmanagement nach Priorität

Ggf. Medikamentengabe / -vorbereitung

4 H und HITS siehe 17

▸ Defibrillation und Medikamente siehe 17

Kinder-CPR
4 H + HITS, Defibrillation, Medikamente

4 H + HITS

- Hypoxie
- Hypovolämie
- Hypothermie
- Hypo- bzw. Hyperkaliämie

- Herzbeuteltamponade
- Intoxikation
- Thromboembolie
- Spannungspneumothorax

Defibrillation und Medikamente:

- Defibrillation: 4 J / kg KG
- Adrenalin: 0,01 mg / kg KG
- Amiodaron: 5 mg / kg KG

18 Larynxmaske

	Lead	Team	Laie
Material vorbereiten			
Größe auswählen			
Cuff evakuieren			
Gleitgel auf Rückseite und Cufflippe			
Neutralposition HWS			
Chin Lift			
Am harten Gaumen entlagführen, bis LAMA in den Ösophagus rutscht			
Fixierung			
Blocken (max. 60 cm H_2O) mit Cuffdruckmesser			
$EtCO_2$ / Auskultation / Bubble Test / Suprasternal-Notch-Test			
Magensonde			
Absaugen			
Sekretbeutel anhängen			

▶ Material siehe 19

Larynxmaske
Benötigte Materialien

Benötigte Materialien:

- Absaugpumpe mit Katheter
- Beatmungsbeutel + Maske + Filter
- Larynxmaske (2 Größen)
- Gleitgel
- Cuffdruckmesser
- EtCO_2
- Stethoskop
- Fixierung; ggf. Gänsegurgel
- Magensonde mit Sekretbeutel

Larynxtubus

	Lead	Team	Laie
Material vorbereiten			
Größe auswählen			
Entlüften (auf Dichtigkeit prüfen)			
Gleitgel (auf Spitze, Rückseite und Cuffs)			
Neutralposition HWS			
Chin Lift			
Am harten Gaumen entlangführen, bis dicke Markierung an oberer Zahnreihe ist			
Blocken mit farbcodierter Blockerspritze entsprechend der LTS-Größe			
Lage innerhalb der tolerablen Grenzen überprüfen			
Fixierung			
$EtCO_2$ / Auskultation			
Magensonde			
Absaugen			
Sekretbeutel anhängen			
Spätestens bei Prüfung der reversiblen Ursachen Cuffdruck überprüfen (max. 60 cm H_2O)			

▶ Material und Größentabelle siehe 21

Larynxtubus
Benötigte Materialien, Größentabelle

Benötigte Materialien:

- Absaugpumpe mit Katheter
- Beatmungsbeutel + Maske + Filter
- Larynxtubus (2 Größen)
- Blockerspritze
- Gleitgel
- Cuffdruckmesser
- $EtCO_2$
- Stethoskop
- Fixierung
- Gänsegurgel

Größe	Patient [cm]	Farbe	Füllvol. Cuff [ml]	Cuffdruck [cm H_2O]
3	<155	Gelb	50–60	<60
4	155–180	Rot	70–80	<60
5	>180	Violett	80–90	<60

Perfusor
Vorbereitung

Lead | Team | Laie

Trägerflüssigkeit aufziehen

Medikament aufziehen

Perfusorleitung mit 3-Wege-Hahn an Perfusorspritze anschließen

Perfusorleitung und geöffneten 3-Wege-Hahn entlüften

Perfusorspritze in Perfusor einspannen

Flussrate (ml/h) / Dosierung einstellen

Perfusor starten

47 ml Trägerlösung 3 ml Katecholamin

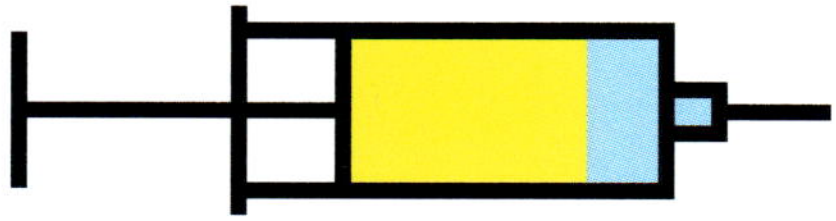

= 1 ml / Stunde = 0,001 mg / min

Spineboard Fixierung

Lead	Team	Laie

Manuelle In-Line-Immobilisation der HWS, bis Headblocks angelegt sind

Kontrolle DMS und Taschen entleeren

Cave: Gurte immer gleichmäßig von beiden Seiten festziehen und den Patienten dabei stabilisieren.

Schultergurte so kaudal wie möglich

Fußgurte

Brustgurt unter den Achseln so kranial wie möglich

Beckengurt

Schultergurte erneut fixieren

Anlage Headblocks nacheinander

Anlage Stirn- und Kinngurt

Überprüfung: Mund öffnen und DMS

Thoraxdrainage
Vorbereitung

	Lead	Team	Laie
Monitoring: RR, SpO_2, $etCO_2$, EKG			
Rückenlage, Arm der betroffenen Seite nach Punktionsort lagern Bülau: über dem Kopf oder abduziert (ggf. mit Mullbinde an Trage fixieren) Monaldi: neben dem Körper angewinkelt			
Lokalanästhetikum und ggf. Sedierung bei wachen Patienten			
Sterile Handschuhe ggf. anreichen			
Chirurgisches Set			
Thoraxdrainage-Set (aus Karton herausnehmen, Tuch erst kurz vor Anlage öffnen) **Cave: Alle Materialien sind steril und nur vom Notarzt zu verwenden!**			
Hautdesinfektion			
4 sterile Kompressen			
Pflaster			

26 Thoraxentlastungspunktion

Venenverweilkanüle

	Lead	Team	Laie
Markierung des Punktionsortes			
Desinfektion der Punktionsstelle			
Venenverweilkanüle			
Bülau: 4. – 5. ICR vordere bis mittlere Axillarlinie			
Aufziehen von 2 ml NaCl in eine 5-ml-Spritze			
Aufstecken der Spritze auf eine größtlumige Venenverweilkanüle (14 G)			
Punktion unter Aspiration über den Oberrand der Rippe			
Bei Aspiration von Luft ist der Pleuraspalt erreicht!			
Vorschieben der Teflonkanüle			
Entfernen des Mandrins			
Fixierung mit Pflasterrolle als Knickschutz			

▶ Vorgehen mit Punktionsnadel siehe 25

25 Thoraxentlastungspunktion
Punktionsnadel

	Lead	Team	Laie
Markierung des Punktionsortes			
Desinfektion der Punktionsstelle			
Punktionsnadel			
Monaldi: 2. – 3. ICR medioklavikular			
Aufsetzen der Nadel 90° zur Brustwand			
Komplettes Einführen der Nadel über Oberrand der Rippe			
Entfernen des Mandrins			
Fixierung mit Pflasterrolle als Knickschutz			

▶ Vorgehen mit Venenverweilkanüle siehe 26

Tourniquet
Anlage

Lead	Team	Laie

Direkter Druck auf blutende Stelle

Anlage Tourniquet:
Handbreit proximal der Wunde

Tourniquet anziehen, bis Blutung steht und kein körperferner Puls mehr tastbar;
ggf. zweites TQ proximal des Ersten anbringen

Zeitpunkt dokumentieren

ABCDE

Reassessment bei Lage- oder Zustandsveränderung

Analgesie

Wunde keimfrei bedecken

► Indikationen für Tourniquet siehe 28

Tourniquet
Indikationen S3-Leitlinie

Indikationen Tourniquet-Anlage:

- Amputationsverletzung proximal des Handgelenkes oder Fußes
- lebensgefährliche Blutung
- multiple Blutungsquellen an einer Extremität (die in Summe relevanten Blutverlust bedeuten können)
- schwere Blutung einer Extremität bei Unerreichbarkeit der Verletzung (z.B. eingeklemmte Person)
- mehrere Verletzungen mit Blutungen
- schwere Blutung + ABC-Problem
- Blutstillung durch andere Maßnahmen nicht möglich
- schwere Blutungen an Extremitäten bei Zeitdruck und / oder in Gefahrensituationen
- schwere Blutungen an Extremitäten bei MANV

Anlage nach Explosion oder in Gefahrensituation so proximal wie möglich am Körperstamm.

(Indikationen laut Empfehlung der DGAI und S3-Leitlinie)

29 Traumareanimation

Lead Team Laie

Kritisches <X/c> → Blutstillung

Thoraxkompressionen

Defibrillationspatches anbringen, Rückmeldung, wenn angeschlossen

Rhythmusanalyse (bei Kammerflimmern normaler Ablauf Reanimation)

Traumatische Ursache Herz-Kreislauf-Stillstand wahrscheinlich?

Atemwegsmanagement

Thoraxkompressionen

Spannungspneumothorax möglich
→ beidseitige Entlastungspunktion

Beckentrauma möglich → Beckenschlinge

Blutung möglich
→ i.v. / i.o. Zugang mit Druckinfusion

Adrenalin

Wärmeerhalt

"10 für 10" Transportentscheidung

Spannungspneumothorax wahrscheinlich bei:

- Kinematik
- Prellmarken
- Hämatom Thorax / Rücken
- Wunden Thorax

Strukturierte Fallbesprechung

Strukturierter Ablauf und TRM / CRM

Anatomie

Physiologie

Pathophysiologie

Differenzialdiagnosen

Präklinische Therapie
- einfache Maßnahmen
- invasive Maßnahmen

Pharmakologie

Einsatztaktik und Organisation

Klinischer Verlauf
- Therapie
- Diagnostik
- Rehabilitation

...

Rechtliche Aspekte

Lead | Team | Laie

Lead Team Laie

Inhalt

01 Beckenschlinge
02 Chirurgischer Atemweg – Vorbereitung
03 CO-Intoxikation
04 CO-Warner
05 Geburt – Entscheidung
06 Geburt – Transport
07 Geburt vor Ort
08 Geburt – Neugeborenen-CPR
09 Geburt – Neugeborenen-CPR – Herzfrequenz < 60
10 Geburt – Neugeborenen-CPR – Herzfrequenz > 60
11 Intramuskuläre Injektion
12 Intranasale Applikation
13 Intraossärer Zugang – Vorbereitung
14 Intraossärer Zugang – Durchführung, Punktionsorte
15 Intravenöser Zugang
16 Kinder-CPR
17 Kinder-CPR – 4 H + HITS, Defibrillation, Medikamente
18 Larynxmaske
19 Larynxmaske – Benötigte Materialien
20 Larynxtubus
21 Larynxtubus – Benötigte Materialien, Größentabelle
22 Perfusor – Vorbereitung
23 Spineboard Fixierung
24 Thoraxdrainage – Vorbereitung
25 Thoraxentlastungspunktion – Punktionsnadel
26 Thoraxentlastungspunktion – Venenverweilkanüle
27 Tourniquet – Anlage
28 Tourniquet – Indikationen S3-Leitlinie
29 Traumareanimation
30 Strukturierte Fallbesprechung

Checklisten für Not- und Routinemaßnahmen im Rettungsdienst

Jörg Holländer (BRK BV Unterfranken)

unter Mitarbeit von:
Bastian Samfaß
Christian Schleißinger
Jonas Wagenhals

ISBN 978-3-96461-038-6

Verlagsgesellschaft
Stumpf + Kossendey mbH,
Edewecht 2021

www.skverlag.de

Anmerkungen des Verlags

Die Herausgeber bzw. Autoren und der Verlag haben höchste Sorgfalt hinsichtlich der Angaben von Therapierichtlinien, Medikamentenanwendungen und -dosierungen aufgewendet. Für versehentliche falsche Angaben übernehmen sie keine Haftung. Da die gesetzlichen Bestimmungen und wissenschaftlich begründeten Empfehlungen einer ständigen Veränderung unterworfen sind, ist der Benutzer aufgefordert, die aktuell gültigen Richtlinien anhand der Literatur und der medizinischen Fachinformationen zu überprüfen und sich entsprechend zu verhalten.

Die Angaben von Handelsnamen, Warenbezeichnungen etc. ohne die besondere Kennzeichnung ®/™/© bedeuten nicht, dass diese im Sinne des Gesetzgebers als frei anzusehen wären und entsprechend benutzt werden könnten.

Der Text und/oder das Literaturverzeichnis enthalten Links zu externen Webseiten Dritter, auf deren Inhalt der Verlag keinen Einfluss hat. Deshalb kann er für diese fremden Inhalte auch keine Gewähr übernehmen. Für die Inhalte der verlinkten Seiten ist stets der Anbieter oder Betreiber der Seite verantwortlich. Zugunsten der Lesbarkeit ist auf diesen Karten die männliche Sprachform gewählt worden; alle personenbezogenen Aussagen gelten jedoch stets für Personen beliebigen Geschlechts gleichermaßen.

Bibliografische Information der Deutschen Nationalbibliothek

Die Deutsche Nationalbibliothek verzeichnet diese Publikation in der Deutschen Nationalbibliografie; detaillierte bibliografische Daten sind im Internet über http://dnb.dnb.de abrufbar.

Satz: Bürger Verlag GmbH & Co. KG, Edewecht
Druck: Salzland Druck GmbH & Co.KG, Stassfurt
ISBN 978-3-96461-038-6